CONSÉQUENCES
INDIVIDUELLES & SOCIALES
DE L'

ULCÈRE SYPHILITIQUE

AVEC QUELQUES MOTS

SUR LE TRAITEMENT SPÉCIAL

PAR LE Docteur SOLARI

de la Faculté de Paris ; ancien interne des Hôpitaux,
Médecin inspecteur du Dispensaire de Salubrité publique
et Médecin spécialiste à Marseille.

———

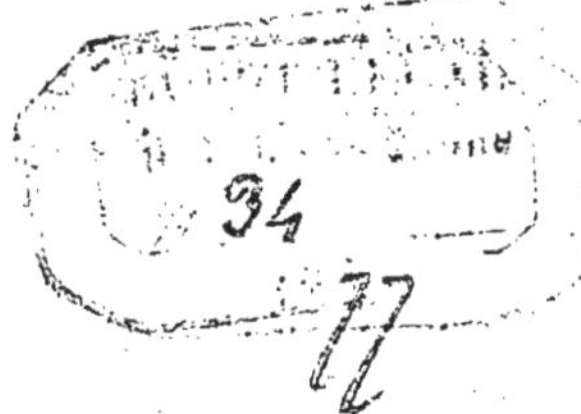

PARIS

Vᵉ ADRIEN DELAHAYE & Cⁱᵉ

Libraires - Éditeurs

23, PLACE DE L'ÉCOLE DE MÉDECINE

1877

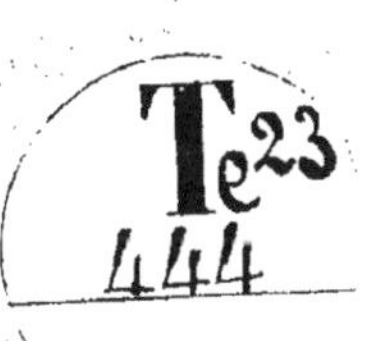

L'ULCÈRE SYPHILITIQUE

CONSÉQUENCES

INDIVIDUELLES & SOCIALES

DE

L'ULCÈRE SYPHILITIQUE

AVEC QUELQUES MOTS

SUR LE TRAITEMENT SPÉCIAL

PAR LE Docteur SOLARI

de la Faculté de Paris ; ancien interne des Hôpitaux,
Médecin inspecteur du Dispensaire de Salubrité publique
et Médecin spécialiste à Marseille.

PARIS

V· ADRIEN DELAHAYE & Cie

Libraires - Éditeurs

23 , PLACE DE L'ÉCOLE DE MÉDECINE

1877

Le sujet qui fait l'objet de ce travail comporterait de plus amples proportions que celles que nous nous proposons de lui assigner.

Nous nous contenterons d'esquisser à grands traits le tableau saisissant des ravages profonds de la syphilis, dont le point de départ réside dans un ulcère spécial. Nous montrerons comment cette maladie se perpétue et se transforme en envahissant les individus au point de vue personnel et social.

Tout en évitant des détails qui surchargeraient notre sujet, sans profit pour nos lecteurs, nous tâcherons de vulgariser les connaissances nécessaires à l'étude de cette maladie, dont les atteintes sont propres à l'espèce humaine.

Notre but est de préciser distinctement les dangers de la syphilis, les inconvénients d'une fausse sécurité et les déplorables accidents occasionnés par la contagion et l'hérédité.

En terminant cette monographie, nous exposerons, en quelques mots, notre appréciation sur le traitement de cette maladie et de ses complications.

La réglementation des mesures préventives fera aussi l'objet de quelques réflexions pratiques, suggérées par notre position officielle au dispensaire du service des mœurs.

L'aspect de l'ulcère ou chancre est loin de donner la note exacte du danger que comporte cette plaie primitive.

Le plus souvent les signes objectifs sont en raison inverse de la gravité de l'ulcère. Ainsi une plaie large, profonde, sanieuse, suppurant abondamment et à bords décollés, n'est qu'un chancre sans gravité, sans retentissement sur l'économie. Au contraire une petite plaie ulcéreuse, ne présentant aucun aspect mauvais, peut être un chancre infectant sérieusement le malade qui en est porteur.

Ce n'est pas sur les manifestations de l'ulcère, mais sur la nature et l'espèce du chancre que doivent reposer la connaissance différentielle du diagnostic et l'affirmation de la gravité de la maladie.

L'exactitude d'un diagnostic solidement établi fixera, dès le début, le traitement et les soins spéciaux. Ce jalon initial est le véritable point de repaire que ne devra jamais perdre de vue le praticien sérieux.

De leur côté les personnes atteintes d'un ulcère siégeant, soit aux organes génitaux, soit aux lèvres ou à l'intérieur de la bouche, lieux d'élection des chancres, doivent se hâter de consulter les spécialistes, qui les fixeront le plus tôt possible sur la nature et l'espèce des ulcères dont elles sont atteintes.

Les conseils et les prescriptions d'un praticien exercé sont, en ce cas, d'une incontestable utilité. Pour ces sortes de plaie des soins inopportuns, maladroits, peuvent devenir dangereux au point de vue des conséquences individuelles et sociales.

Une médication intempestive, imprudem-
ment retardée par suite d'hésitation dans le
diagnostic ou d'ignorance de la réalité du mal,
peut aggraver considérablement la situation
morbide ou demeurer incapable d'arrêter les
progrès désastreux de cette tenace affection.

En énumérant les signes particuliers des
ulcères vénériens, peut-être parviendrons-
nous à éclairer la question si difficile et si
délicate du diagnostic différentiel, base unique
sur laquelle reposent le secret et le talent de
la vraie science syphiligraphique.

En thèse générale, les ulcères vénériens
ne comportent pas des formes identiques;
néanmoins certains ulcères d'espèce différente présentent, au début, un aspect bien
difficile à préciser pour établir le diagnostic.
Nous trouvons le plus souvent divers signes
bien marqués, dont l'assemblage précise la

nature du chancre. Les différents ulcères vénériens portent dans leur sein des principes morbides distincts. Ils n'ont de commun qu'un seul caractère : *la contagiosité.*

Parmi ces ulcères, les uns sont à base molle ; d'autres reposent sur un fond dur. Ce signe capital est le signalement qui constitue l'espèce. C'est par le toucher, pratiqué par une main exercée, que l'on constate ce symptôme caractéristique. On ne parvient à se rendre un compte exact de la sensation produite sous les doigts, qui pratiquent le toucher de l'ulcère, que par l'habitude.

Un œil exercé peut aussi constater l'existence de cette dureté spéciale à laquelle on a donné le nom particulier d'*induration* et qui est propre à l'ulcère infectant.

L'explosion d'accidents cutanés et muqueux, l'apparition de ganglions engorgés en forme de chapelet et rapprochés des ulcères vénériens, viennent ajouter de nouvelles affirmations à la première certitude. C'est la pléïade ganglionnaire, bien différente de la poussée d'un ganglion ou bubon unique et douloureux, qui accompagne très-souvent l'ulcère mou, simple, non infectant.

L'ulcère induré, à base dure, à forme régulière, taillée en godet, suppurant peu, présente rarement un aspect hideux. Il inquiéte peu le malade, et cependant c'est celui qui infecte le sang, les humeurs et les secrétions physiologiques. C'est la première étape de l'infection individuelle. Cet ulcère ne possède pas toujours les caractères morbides que nous venons de constater. Quelquefois la syphilis débute par une érosion ou par une plaque rougeâtre, recouverte parfois de petites vésicules, simulant la dartre, l'herpès; dans ces cas assez fréquents, toute la base ou plutôt le derme donne au toucher la sensation d'un parchemin, d'un papier fortement gommé.

C'est une des formes classiques du chancre infectant. Il existe d'autres variétés d'ulcère syphilitique, mais elles sont excessivement rares et elles exigent un examen trop approfondi, pour que nous laissions à nos lecteurs le souci de les reconnaître.

La gravité de l'ulcère syphilitique n'est pas toujours d'une égale intensité. Comme toutes les maladies qui tourmentent notre pauvre humanité, celle-ci est aussi subordonnée au tempérament, à la force ou à la faiblesse de constitution, au sexe et à l'âge du malade.

La syphilis présente, en outre, un caractère d'intensité dépendant de la provenance de la contagion.

Certains cas que nous observons à Marseille présentent des caractères de gravité que nous ne saurions attribuer qu'à la provenance.

Ainsi la syphilis contractée en Chine, en Cochinchine, dans les Indes, fournit à notre observation l'occasion de vérifier l'exactitude de cette intensité redoutable.

La Chine est notamment un des pays classiques des ulcères vénériens

Nos relations récentes avec cette nation, si peu connue jusqu'à nos jours, ont fait découvrir des ouvrages spéciaux, dont un des premiers est signé Hoang-Ty ; il est daté de l'année 2637 avant l'ère chrétienne.

Dans la plupart de ces travaux, qui remontent à une haute antiquité, on trouve décrits les détails des accidents qui résultent de l'explosion de l'ulcère syphilitique.

Le traitement, dans ces pays, a peu modifié la gravité du mal ; aussi, la maladie y est-elle plus répandue et plus grave que chez les nations qui ont bénéficié des bienfaits des traitements spéciaux.

En France la syphilis a perdu de son intensité depuis que la prostitution a été sagement réglementée ; depuis que les hôpitaux ont été ouverts sans difficulté aux vénériens comme aux autres malades ; depuis que les maladies vénériennes ont été étudiées par de nombreux et savants praticiens.

Nous estimons que cette cruelle maladie diminuerait de fréquence et surtout de gravité, si l'on pouvait soumettre à un examen sanitaire les hommes d'équipage des navires arrivant dans nos ports. L'observation d'une quarantaine imposée à ceux d'entr'eux qui porteraient des symptômes contagieux, éteindrait sûrement un des foyers d'infection les plus compromettants.

Nos ports de mer sont les localités qui offrent les cas les plus nombreux et les plus graves de syphilis. Marseille est une preuve constante de notre assertion.

L'ulcère induré est plus méchant sur la femme que sur l'homme, sur l'homme âgé que sur l'adulte, sur un tempérament débilité, faible, anémique que sur une constitution vigoureuse, sanguine.

La gravité peut se mesurer plutôt par la tenacité de l'infection que par l'aspect de l'ulcère primitif. En d'autres termes les cas graves sont ceux dans lesquels les accidents de la vérole ou syphilis se multiplient et se transforment rapidement et profondément.

Nos jeunes gens plaisantent sur les accidents de cette maladie; ils affublent de noms les plus bizarres les différentes phases de la syphilis. Ils semblent se poser en hommes forts, en affichant cyniquement ces déceptions de l'amour.

Et cependant, parmi les ulcérations dont

la présence égaye la conversation de l'imprudente jeunesse, il en est une espèce qui se cramponne à l'existence, qui envenime tous les organes et qui altère leur fonctionnement. Après avoir ravagé toute l'économie, le virus de cette ulcération se transmet par hérédité aux enfants issus de parents infectés.

Il n'y a donc rien de bien plaisant de se trouver dans une pareille situation?

Les accidents fournis par la présence de l'ulcère induré envahissent d'abord les régions de la peau, puis les tissus plus profondément situés; à telle enseigne que l'on peut assister à un envahissement plus ou moins rapide des glandes superficielles et profondes, des vaisseaux symphatiques, des muscles, des nerfs, des centres nerveux, des organes essentiels à la vie, des os, etc. Il n'est pas rare de constater des productions syphilitiques dans le cœur, dans les poumons,

2

dans les intestins et jusque dans le cerveau. La mort termine quelquefois la série de ces complications désastreuses.

La première scène de ce drame se passe dans l'induration du chancre ; les autres sont remplies par les accidents nombreux qui se précipitent sans dénouement fatal, si le traitement n'intervient pour sauver la situation.

La contagion ne s'effectue pas seulement par les rapports sexuels ; la syphilis est souvent communiquée par l'usage d'un objet venant de servir à un syphilitique. Ainsi un verre à boire, une cuillère, une fourchette, un rasoir, un peigne peuvent communiquer des accidents syphilitiques.

La vaccination et l'allaitement sont deux modes d'infection qui méritent surtout un examen attentif ; nous nous en occuperons bientôt. Des faits nombreux et indéniables ont fini par convaincre les esprits les plus entêtés, qui niaient la possibilité d'infection par la transmission du vaccin.

Ce n'est pas seulement l'ulcère primitif qui est contagieux ; tous les accidents qui fluent, qui secrètent une humeur, jouissent de cette triste propriété. Aussi doit-on considérer comme une hérésie médicale toute opinion contraire.

Tout accident humide est contagieux.

Le docteur E. Langlebert, énonce dans ses aphorismes les éléments de contagion en termes précis : « Les globules du pus, dit-il, qu'élaborent les diverses lésions syphilitiques primitives ou secondaires, la sérosité que secrètent ces lésions ou qui s'échappent de leur surface, sont les deux agents principaux par lesquels se transmet habituellement la syphilis. »

Après avoir esquissé à grands traits les diverses phases de la syphilis ayant pour point de départ ordinairement un ulcère spécial, examinons ce que l'hérédité produit.

Tout enfant issu d'un père et d'une mère syphilitiques naît malade ou mort.

Souvent l'œuf humain ou fétus, atteint par la maladie avant le terme de la grossesse, est expulsé par avortement ou par accouchement prématuré.

Cette loi perd de sa rigueur à mesure que l'on s'éloigne du début de la maladie chez les parents.

Un père syphilitique peut engendrer des enfants syphilisés quoique la mère soit saine.

Une mère syphilitique donne presque toujours naissance à des enfants malades, quoique le père soit sain. Dans ce cas l'avortement survient souvent aussi.

Les enfants nés contaminés présentent des accidents particuliers : la peau est plissée, la face ridée, rabougrie, amaigrie. Le corps est tacheté souvent de plaques violacées, principalement aux fesses et au tronc. L'anus est rouge. Ces enfants ressemblent à de petits vieillards.

Les manifestations de la syphilis chez les enfants apparaissent quelques jours après la naissance et rarement après le troisième mois.

Ce laps de temps passé, on devra soupçonner d'autres causes d'infection.

L'organisation de ces petits êtres est comprimée par cette maladie héréditaire. La syphilis engendre chez eux des accidents qui nuisent à la normalité de leur existence, au développement du corps et à leur future puissance de procréation.

Peut-on, de bonne foi, affirmer que la phthisie, la scrofule, certaines névroses, certaines maladies cutanées ne soient pas quelquefois le produit détourné de l'affection qui nous occupe?

Ces présomptions ne sont-elles pas plus positives, quand on examine certaines maladies générales du squelette humain?

Nous avons dit que l'allaitement et la vaccination pouvaient devenir des causes d'infection.

Une nourrice est presque sûrement infectée par un nourrisson syphilisé, la syphilis se manifestant presque toujours à l'intérieur de la bouche de l'enfant par des aphtes ou des plaques muqueuses. Il est plus que douteux que le lait d'une femme syphilisée ne soit pas infectant; cependant cette théorie n'a pu encore être démontrée par des faits probants. C'est donc plutôt par l'acte de l'allaitement qu'a lieu la transmission de la syphilis.

Voilà donc encore des femmes qui, sans le savoir, puisent un virus qu'elles vont colporter au sein de leur famille. Le praticien devra toujours imposer aux parents l'allaitement artificiel d'un enfant naissant dans de pareilles conditions d'infection par hérédité, car non seulement cet enfant contaminera sa nourrice, mais encore les personnes qui pourraient embrasser ce nourrisson sur la bouche, les enfants et le mari de la nourrice, les voisines, etc., par exemple.

La mère ne doit pas non plus allaiter son enfant; elle vicierait probablement son nouveau-né pendant tout le temps de l'allaitement.

La vaccination transmet aussi la syphilis. Le professeur Depaul, à Paris, a démontré à la tribune de l'académie de médecine que le virus-vaccin est syphilifère à cause du mélange du sang infecté. Comme il est très difficile de puiser, sans ce mélange, du vaccin au bras d'un enfant, on ne saurait trop recommander d'user du vaccin pris sur des génisses, qui ne sont jamais syphilisées, puisque la syphilis est exclusive à l'espèce humaine.

La syphilis pénètre donc par mille détours dans nos populations, dans toutes les localités, soit par l'infection directe, par contact, soit par infection indirecte, c'est-à-dire par hérédité, allaitement, vaccination. Elle se propage en raison directe de la facilité des rapports des villes et des pays entre eux. Nous estimons que ces nombreuses causes de syphilisation produisent des effets désastreux continuels, lents mais incessants, sur notre génération. Nous pensons que, la dépravation des mœurs aidant, cette maladie envahit non-seulement nos jeunes gens, mais encore s'infiltre par des voies détournées dans beaucoup de familles inconscientes d'une pareille intoxication.

L'altération du développement physique ne saurait être attribuée au relâchement

des mœurs seulement. Il y a une autre
cause puissante d'affaiblissement matériel.
En effet l'histoire nous apprend que chez
certains peuples, peut-être plus dépravés
que nous, la taille et les forces physiques se
soutenaient dans des proportions solides.
Tandis que de nos jours le recrutement de
nos armées se ferait avec peine, si l'on
n'abaissait continuellement le niveau de la
taille réglementaire ainsi que le poids de la
charge des bagages et des armes de nos soldats.

En visitant nos musées d'armes on peut
se convaincre que le poids et les proportions des armures diminuent progressivement
depuis l'époque du développement de la syphilis en France.

La syphilis n'est plus à l'état d'épidémie
meurtrière, comme à l'époque de son apparition en Europe ; elle est devenue une en-
démie permanente, un envahissement lente-
ment destructeur des forces corporelles.   3

Autrefois, pendant les xve et xvie siècles, la syphilis violente et traitée sans discernement pratique tuait la plupart de ses nombreuses victimes. A notre époque, elle se propage et marche sourdement; elle tue rarement, il est vrai, mais elle comprime la vitalité des individus en s'infiltrant dans les tissus organiques. Les ravages de la syphilis sont dans notre temps plutôt débilitants que mortels.

Quels sont les moyens propres à arrêter les désastres individuels et sociaux de cette plaie moderne?

Un traitement prompt et spécial peut enrayer la gravité de la syphilis. Une sage mais sévère réglementation peut aussi corriger la propagation par la prostitution de cette maladie éminemment contagieuse. Tel est l'objet de la deuxième partie de notre travail.

Le traitement de l'ulcère syphilitique induré, infectant, a pour base le mercure et
les sels qui en dérivent, ainsi que l'iodure
de potassium.

Dans un congrès médical récent, tenu dans
une des principales cités américaines, un
corps médical international, réuni en comices,
a adopté les conclusions suivantes, qui sont
d'ailleurs conformes aux opinions des médecins spécialistes français :

« Le mercure est l'antidote du poison syphilitique. Son action est utile dans toutes les
périodes de la maladie, même pendant les
accidents tertiaires. »

Le congrès est allé plus loin ; il a déclaré :
« que le mercure à petite dose est un tonique. »

Les préparations mercurielles s'adressent aux accidents primitifs et secondaires; l'iodure de potassium jugule les accidents tertiaires et entre en ligne de compte dans le traitement des accidents appelés mixtes, c'est-à-dire secondo-tertiaires. Ces dernières lésions, qui participent de l'accident secondaire et du tertiaire, sont efficacement combattues par l'amalgame du mercure et de l'iodure de potassium, dont le mélange chimique produit un sel double qui porte le nom d'*iodhydrargyrate d'iodure de potassium*.

Le dosage de ces divers médicaments doit varier selon l'âge, le sexe, la constitution, le tempérament des malades. Le climat, la saison, le genre d'alimentation sont tout autant de circonstances à consulter. La même dose ne peut convenir à tous les malades. L'oubli de ce précepte médical jette un certain désarroi dans la marche de la guérison.

La durée du traitement ne peut être ni précisée ni déterminée d'avance. Toutes les conditions qui président au dosage fixent la longueur du traitement. Le mercure administré à petites doses pendant longtemps et sans interruption, dès le début de la maladie, constitue le meilleur traitement de la syphilis.

Les médicaments spécifiques et rationnels sont peu nombreux parce qu'ils possèdent une incontestable efficacité. Tous les détracteurs, plus intéressés que savants, de la médication mercurielle ne sauraient nous fournir un remède, nous ne dirons pas meilleur, mais aussi sûrement curatif.

En thèse générale, plus on recherche de nombreux médicaments pour la guérison d'une maladie, plus ces recherches démontrent l'inefficacité des remèdes déjà connus. Ainsi la goutte, pour laquelle on a inventé et on invente chaque jour des remèdes sans valeur curative réelle, est une des maladies réputées incurables.

Le traitement local de l'ulcère primitif est à peu près toujours le même. L'essentiel est de reconnaître la nature et le genre de l'ulcère, afin d'instituer au plus tôt le vrai traitement, la médication appropriée au genre d'ulcération. Affirmer magistralement un diagnostic en pareille matière est le vrai secret de la situation; c'est la pierre de touche du savoir du spécialiste. Un abîme dangereux est creusé dans certains ulcères; tandis que d'autres ne renferment qu'une gravité locale et sûrement passagère. Aussi la nécessité d'un diagnostic sûr et précis se dresse de toute son importance en face du médecin et du malade. Naturellement l'avis d'un spécialiste sérieux et possédant une habitude médicale d'examen clinique offre une garantie relativement plus rassurante. Nos lecteurs comprendront la réserve que nous impose sur ce point délicat notre modeste autorité de spécialiste ; sans cela nous pourrions, à notre aise, nous étendre plus longuement sur les dangers d'un diagnostic faussement établi et d'un traitement maladroitement institué.

Le traitement devra se conformer aux exigences des phases du développement de la syphilis et des convenances du terrain sur lequel la maladie exerce ses ravages.

La médication de l'ulcère doit être subordonnée au traitement général interne qui doit primer en toute circonstance.

Le chancre dur, infectant ne doit jamais être cautérisé ; sa surface doit être seulement modifiée par l'application répétée de substances substitutives.

Le traitement local de l'ulcère mou, non infectant, comporterait un traitement plus actif. La gravité de cet ulcère étant éphémère, nous n'avons pas pensé devoir nous en occuper dans ce travail.

On devra commencer le traitement général le plus tôt possible, c'est-à-dire dès que la certitude du diagnostic aura été sûrement reconnue.

Un traitement mercuriel trop hâtif compromettrait la marche de la guérison d'un ulcère simple, mou, sur lequel le praticien aurait porté un dianostic erroné. En pareil cas, mieux vaudrait attendre l'explosion d'accidents consécutifs indiscutables; car un traitement intempestif est plus redoutable chez certains tempéraments que l'absence de remèdes spéciaux.

Le public et certains esprits inquiets ont tort de penser que la médication mercurielle renferme dans ses entrailles des accidents graves. La chimie est parvenue à nous préparer des produits inoffensifs qu'une pratique éclairée a dû d'ailleurs innocenter.

La plupart des faibles ennuis qu'un char-
latanisme intéressé a fait endosser aux
préparations mercurielles doivent presque
toujours être inscrits au compte de la syphilis.
L'interruption momentané de ce médicament,
si maltraité mais foncièrement efficace, suffit
le plus souvent pour faire taire desuite les
effets physiologiques du mercure sur les organes dentaires et salivaires.

L'emploi du chlorate de potasse ou sel
de Bertholet arrête rapidement les influences
mercurielles sur les dents et les gencives.
L'usage de ce précieux médicament est tel-
lement efficace dans ces circonstances, qu'il
n'y a plus à se préoccuper des légers inconvénients de la médication anti-syphilitique.

D'ailleurs si l'on voulait bien considérer un
instant la gravité et la tenacité des accidents
syphilitiques sur les malades et sur les enfants
des personnes infectées, pourrait-on s'arrêter à

quelques légers et fugaces effets d'une médication sûrement capable de comprimer
l'action incessante du mal qui nous occupe.

A propos de la médication spéciale, ayant
pour base les sels mercuriels ou le mercure
à l'état natif, nous ne saurions trop prémunir les malades contre une habitude très
répandue qui préside à certaines préparations
pharmaceutiques.

Les pilules mercurielles, dont quelques
formules magistrales sont malheureusement
tombées dans le domaine public, se fabriquent
en certaines quantités et d'avance dans beaucoup de pharmacies. Cette fabrication à long
délai présente notamment un inconvénient
d'inefficacité qui résulte du passage de ces
pilules le long du tube digestif, où elles ne
peuvent plus être digérées, à cause de leur
vétusté ne datant même que de quelques
mois seulement.

Dans les hôpitaux, comme dans la clientèle civile, on a constaté bien des fois l'impuissance de ces préparations trop anciennes.

L'assimilation et l'absorption du remède ne s'effectuent plus ; ces pilules vieillies passant sans être entamées par les puissants dissolvants de l'estomac et des intestins.

Le praticien devra donc toujours formuler à nouveau chaque fois qu'il est consulté par un malade. Les pharmaciens exécuteront chaque fois les formules qui leur sont présentées.

Les malades devront refuser tout médicament préparé d'avance, surtout sous forme de pilule.

En matière de santé l'intérêt du malade doit toujours s'élever au-dessus de celui d'une spéculation mercantile.

Les malades se soumettront sans hésitation à la seule médication curative que la science connaisse aujourd'hui.

D'un autre côté la société doit s'imposer le devoir de se prémunir contre l'incessant envahissement des affections vénériennes, parmi lesquelles existe une espèce virulente dont les atteintes graves et continuelles peuvent se transmettre par tant de voies diverses.

Ces préoccupations ont déterminé l'institution et le fonctionnement de mesures préventives confiées à un service spécial de police, assisté de médecins inspecteurs, dont le rouage constitue le dispensaire de salubrité publique.

Dans les grands centres de population les médecins spécialistes ont constaté que les maladies vénériennes ont diminué en nombre et surtout en gravité, notamment depuis 1870. Ces heureux résultats sont dus, à notre avis, à la sévérité des mesures de salubrité publique et à la bonne direction des traitements curatifs conseillés par les spécialistes de nos grandes villes. Toutes choses égales d'ailleurs, nous pouvons affirmer qu'à Marseille les cas de syphilis et de chancres simples sont plus fréquents chez les femmes clandestines, c'est-à-dire qui ne passent pas les visites sanitaires municipales que chez les filles soumises.

Quoique des erreurs fâcheuses puissent se glisser dans le service de police des mœurs, service délicat et difficile, nous estimons que l'on exposerait notre société à de bien plus grands dangers, si les municipalités des grandes villes pensaient devoir se passer des services de cette institution protectrice de la santé publique.

Quoique l'utilité d'une sérieuse et sage réglementation ne nous semble pas avoir besoin d'être démontrée, nous croyons cependant que, d'après les statistiques des

diverses nations, les pays où le service
sanitaire des mœurs n'existe pas, et ils sont
rares, sont plus profondément ravagés par
les maladies vénériennes.

En Angleterre, par exemple, la syphilis
et les autres affections du même genre sont
nombreuses et souvent très-graves. Encore
faut-il tenir compte des goûts et du tempérament du peuple britannique? L'absence des
mesures préventives de police comporterait
un danger plus général et plus considérable
chez un peuple plus ardent et vivant sous un
climat moins brumeux.

Il résulte de ce travail, comme conclusions jaillissant du sujet même, que rien ne doit être négligé quand il s'agit de se soustraire à l'infection syphilitique. Les visites sanitaires demeurent des gardiennes d'une efficacité incontestable contre l'envahissement de ce fléau. Cette sauvegarde deviendrait plus vivace, si les marins étaient soumis à une visite de débarquement.

D'un autre côté les personnes atteintes d'ulcère vénérien agiront sagement en se hâtant de recourir, dès l'apparition d'un ulcère quelconque, aux conseils salutaires d'un praticien foncièrement spécialiste, dont le sûr diagnostic saura enrayer les ravages consécutifs de cet ulcère, notamment dans les cas d'induration constatée.

Les accidents syphilitiques, pouvant se transmettre aux enfants nés de parents infectés, ne sauraient être trop attentivement surveillés.

Tels sont les points capitaux qui doivent ressortir de l'étude de l'ulcère syphilitique au point de vue des conséquences sur les individus et sur la société.

TABLE DES MATIÈRES

Marseille. — Imp T. Samat, quai du Canal, 15.

OUVRAGES DU MÊME ÉDITEUR

MERCIER. Traitement préservatif et curatif des sédiments de la gravelle, de la pierre urinaire, et de diverses maladies dépendant de la diathèse urique. 1 volume in-12 avec figures intercalées dans le texte. 1872. 7 fr. Cartonné... 8 fr.

DÉCLAT. De la curation des maladies de la peau, spécialement des maladies comprises sous le nom de *dartres*, à l'aide de la nouvelle médication phéniquée. In-12. 1872.. 2 fr.

BAZIN, médecin de l'hôpital Saint-Louis, etc. Leçons sur la scrofule, considérée en elle-même et dans ses rapports avec la syphilis, la dartre et l'arthritis 1 volume in-8°. 2° édition, revue et considérablement augmentée. Paris, 1861........ 7 fr. 50.

BAZIN. Leçons théoriques et cliniques sur les affections cutanées de nature arthritique et dartreuse, considérées en elles-mêmes et dans leurs rapports avec les éruptions scrofuleuses, parasitaires et syphilitiques, professées à l'hôpital Saint-Louis par le docteur Bazin, rédigées et publiées par le docteur Jules Besnier, revues et approuvées par le professeur. 2° édition, considérablement augmentée. 1868. 1 vol. in-8°. Prix... 7 fr.

BAZIN. Leçons théoriques et cliniques sur les affections cutanées artificielles et sur la lèpre, les diathèses, le purpura, les difformités de la peau, etc., professées à l'hôpital Saint-Louis par le docteur Bazin, recueillies et publiées par le docteur Guérard, revues et approuvées par le professeur. Paris, 1 volume in-8°.. 6 fr.

LESCALMEL. La phthisie pulmonaire et la médication arsénico-phosphorée comparée avec les divers traitements connus. In-8°. Paris, 1875... 3 fr.

SOLARI. Traité pratique des maladies vénériennes. 2° édition. 1 vol. in-12 avec planches coloriées. 1868.. 6 fr.

SOLARI. Maladies de matrice, conseils pratiques. 1862. Prix........ 2 fr.

RICORD, chirurgien de l'hôpital du Midi, membre de l'Académie de médecine, etc. Leçons sur le chancre, professées à l'hôpital du Midi, recueillies et publiées par le docteur A. Fournier, suivies de notes et pièces justificatives et d'un formulaire spécial. 2° édition, revue et augmentée. Paris, 1860. 1 volume in-8° de 549 pages. 7 fr.

Marseille. — Imp T. Samat, quai du Canal, 16.